AF299678

TRAITEMENT

DE

L'AMYGDALITE LACUNAIRE CHRONIQUE

PAR LA

DISCISSION DES AMYGDALES

PAR

Le Docteur A. GAMPERT

Ancien interne des hôpitaux de Paris
(Médecine et Chirurgie)

PARIS

G. STEINHEIL, ÉDITEUR
2, RUE CASIMIR-DELAVIGNE, 2
1891

TRAITEMENT

DE

L'AMYGDALITE LACUNAIRE CHRONIQUE

PAR LA

DISCISSION DES AMYGDALES

IMPRIMERIE LEMALE ET Cⁱᵉ, HAVRE

TRAITEMENT

DE

L'AMYGDALITE LACUNAIRE CHRONIQUE

PAR LA

DISCISSION DES AMYGDALES

PAR

Le Docteur A. GAMPERT

Ancien interne des hôpitaux de Paris
(Médecine et Chirurgie)

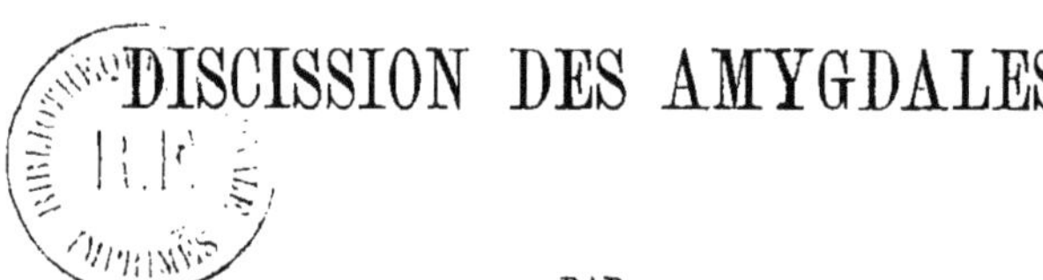

PARIS

G. STEINHEIL, ÉDITEUR

2, RUE CASIMIR-DELAVIGNE, 2

1891

INTRODUCTION

Nous nous proposons d'étudier l'amygdalite lacunaire chronique et son traitement par la discission des amygdales.

Il nous paraît indispensable, d'indiquer, tout d'abord, en quelques mots ce que nous voulons exprimer par ces termes.

Le lecteur verra que nous n'avons créé, ni une affection, ni une expression nouvelle.

Lorsque l'inflammation envahit la muqueuse qui revêt les amygdales, on dit qu'elles sont atteintes d'*amygdalite simple ou catarrhale*; si l'inflammation gagne la muqueuse qui tapisse les lacunes (et c'est fatal puisqu'il y a continuité), on dit qu'il y a *amygdalite catarrhale lacunaire* (**1**).

(1) CORNIL et RANVIER. *Histologie pathologique*, p. 231.

Dans le premier cas, ces produits inflammatoires (leucocytes issus par diapédèse, cellules desquamées)s'éliminent facilement ; dans le second, au contraire, ils s'accumulent dans ces lacunes, s'y accroissent, y subissent des modifications profondes. Produits d'inflammation ils deviennent à leur tour une cause d'irritation et donnent naissance à des symptômes morbides que nous étudierons.

L'amygdalite lacunaire chronique est dès lors constituée ; nous en étudierons les symptômes et le traitement par la *discission*.

Ce mot *discission* (latin : discindere, déchirer) a été importé en France par MM. Calmettes et A. Martin ; il est la traduction du mot allemand : *schlitzung*. Il désigne une opération qui consiste en la destruction des cavités cryptiques de l'amygdale (à l'aide d'un crochet) pour en faire sortir les concrétions qui les remplissent et empêcher leur reproduction.

Ce mode de traitement fut employé pour la première fois par le Dr V. Hoffmann.

En 1884, il expose à la Société d'ophtalmologie d'Heidelberg, les résultats de ses observations sur le traitement de l'amygdalite chronique par la discission. Il obtint d'excellents résultats.

En 1889, Moritz Schmidt (1) de Francfort traite une série de malades, pour des troubles de la déglutition et de la phonation qu'il attribue à l'inflammation des lacunes amygdaliennes. Il indique ses résultats, qui sont bons, et sa manière de procéder.

(1) Ueber Schlitzung der Tonsillen, par MORITZ SCHMIDT, in *Therap. Monatsch.*, octobre 1889.

La même année, Michel (de Cologne) (1) rappelle (ce qu'il a déjà démontré auparavant dans son traité) l'influence considérable que peuvent avoir sur la voix, de très petites altérations de la cavité buccopharyngienne, (grosses amygdales, amygdales enflammées, adhérences aux piliers).

En France, le regretté Dr Calmettes dont nous aurions voulu pouvoir suivre l'enseignemeut plus longtemps, les Drs Lubet-Barbon et Alfred Martin se sont occupés de ce sujet. C'est sur leurs conseils, avec leur bienveillant concours, avec les matériaux qu'ils ont mis si aimablement à notre disposition que nous avons pu exécuter ce modeste travail.

Que nos maîtres et amis en reçoivent ici l'expression de notre vive reconnaissance.

Arrivé aux termes de nos études médicales nous sommes heureux de pouvoir adresser nos remerciements les plus sincères à nos maîtres dans les hôpitaux : M. le professeur Lannelongue, MM. les Drs Marchand, Nicaise, Routier, Jalaguier, pour la chirurgie ; MM. les Drs Guyot, Cadet de Gassicourt et Landrieux pour la médecine.

Que M. le professeur Lannelongue veuille bien recevoir tous nos remerciements pour l'honneur qu'il nous a fait en acceptant la présidence de notre thèse.

---

(1) Des troubles de la voix provoqués par des altérations et anomalies minimes du pharynx, par le. Dr C. MICHEL (de Cologne). In *Deutsch. Med. Woch.*, 1889, n° 20, et dans son *Traité des maladies de la gorge et du larynx*, traduit par R. CALMETTES.

CHAPITRE PREMIER

Anatomie.

Nous serons très bref sur ce sujet, et nous bornerons à rappeler les notions les plus indispensables à connaître (d'après Sappey et Balme. Th. Paris, 1888).

Les amygdales, ou tonsilles palatines, font partie |de l'anneau lymphatique, placé à l'entrée des voies digestives et respiratoires et formé en haut par l'amygdale pharyngienne, en bas par l'amygdale linguale, latéralement par les amygdales palatines et ces traînées de tissu adénoïde, que l'on a désignées sous le nom de tonsilles tubaires, qui s'étendent derrière le pilier postérieur jusqu'à la tonsille pharyngienne.

Elles sont situées dans la loge que leur forment en s'écartant les piliers du voile du palais.

Leur forme, leur volume, sont très variables suivant les âges et les individus et il serait extrêmement difficile de dire quel est le volume normal de l'amygdale.

D'une manière générale l'on peut dire que les amygdales ne doivent pas dépasser les piliers, être libres dans leur loge et ne gêner en rien le fonctionnement du voile du palais.

Par leurs bords antérieur et postérieur elles répondent aux piliers correspondants.

Le pilier antérieur recouvre même un peu de la face interne de la glande dans sa moitié inférieure.

Le bord postérieur est séparé du pilier postérieur par un petit sillon ; il ne doit avoir avec lui aucune adhérence à l'état normal.

L'extrémité inférieure de l'amygdale est à 5 ou 6 millim. des bords de la langue, mais il est fréquent de la voir arriver au contact de la base de la langue.

L'extrémité supérieure, cachée dans l'espace ogival formé par la réunion des piliers, n'occupe pas le sommet de la loge, mais en est séparée par l'espace appelé : excavation sus-amygdalienne. C'est dans cette loge que viennent déboucher les orifices des nombreuses cryptes, situées dans l'extrémité supérieure de l'amygdale et que l'on aperçoit très bien en soulevant le pilier antérieur.

La face interne est celle qui se présente à la vue, plane ou arrondie, percée de plusieurs orifices conduisant dans les lacunes (6 à 8).

La face externe répond à l'aponévrose du pharynx et au tissu cellulaire du cou, elle est très voisine de la carotide interne. Ce voisinage explique la facile propagation des inflammations de l'amygdalite au tissu cellulaire de la région cervicale, et la blessure possible de l'artère.

I. — STRUCTURE HISTOLOGIQUE

Les amygdales sont formées par du tissu conjonctif réticulé et des follicules lymphatiques.

La muqueuse qui les recouvre, pénètre dans l'intervalle

des follicules, et forme des dépressions profondes anfractueuses, appelées *cryptes* ou *lacunes*.

Cette muqueuse est semblable à la muqueuse buccale, elle est pourvue d'un épithélium pavimenteux stratifié, de papilles vasculaires, de telle façon, dit Cornil (1), que « chaque cavité crypteuse, tapissée de sa muqueuse, dou- « blée de tissu adénoïde et de follicules clos, constitue « une sorte de glande folliculeuse composée qui est « entourée d'une enveloppe propre de tissu conjonctif ».

Quelques glandes en grappes (muqueuses) s'ouvrent dans les cryptes ou sur leur pourtour et y déversent leur contenu.

Les réseaux sanguins et lymphatiques sont très développés.

Les artères forment un réseau très fin à direction rayonnante, d'une grande élégance, formé de capillaires très minces, et qui ressemble à celui des follicules de Peyer (2).

Les veines se rassemblent suivant Wagner (3) en deux plexus :

1° L'un postérieur, communiquant avec les veines de la muqueuse pituitaire et se jetant dans le réseau de la fosse temporale ;

2° L'autre antérieur, communiquant avec les veines de la base de la langue et allant par la veine pharyngienne dans la jugulaire interne.

(1) Cornil. *Hist. path.*
(2) Frey. *Histologie.*
(3) Wagner. *Ziemssen's Handbuch*, t. VII, 1878.

Les *lymphatiques* prennent naissance dans le tissu réticulé périlacunaire et interfolliculaire et forment des gros troncs situés à la partie profonde de la capsule fibreuse de l'amygdale. Ils vont se jeter dans les ganglions sous-angulo-maxillaires et dans quelques ganglions situés au-dessus de l'os hyoïde.

Ses nerfs proviennent de plusieurs sources :

1° Du glosso-pharyngien qui se répand en un plexus appelé plexus tonsillaire ou plexus d'Andersch ;

2° Du pneumogastrique, par ses rameaux pharyngiens et laryngé supérieur ;

3° Du sympathique, par les rameaux émanés du ganglion cervical supérieur.

Cette richesse nerveuse de l'amygdale, nous donne l'explication de certains phénomènes d'ordre réflexe qui ont pour point de départ l'amygdale, irritée artificiellement ou par un processus pathologique.

Réflexes d'origine amygdalienne. — Les réflexes se manifestent dans les domaines des trois nerfs principaux, neuvième et dixième paires et grand sympathique. On a remarqué (1) la toux, la douleur dans l'oreille, les phénomènes gastriques.

M. Ruault a cherché à démontrer expérimentalement quelques-uns de ces actes réflexes.

En appliquant au centre de l'amygdale, une boule de galvano-cautère, de la grosseur d'un pois, chauffée au

---

(1) Ruault. *Arch. de laryngologie*, avril 1888.

rouge, on provoque souvent, dans l'oreille correspondante une vive douleur, assez forte, dit-il, pour que le sujet se préoccupe uniquement de cette douleur, sans se plaindre du point touché. Cette douleur paraît siéger très profondément et disparaît au bout de quelques heures ou de quelques jours.

Le réflexe peut suivre deux voies, ou les rameaux du glosso-pharyngien, ou le rameau auriculaire du pneumo-gastrique, tous deux se rendant l'un à la muqueuse de la caisse, l'autre à la muqueuse du tympan et à la partie supérieure du conduit auditif externe.

En appliquant le cautère plus bas, on provoque d'autres réactions qui sont :

Une toux violente, quinteuse, rauque.

Des réflexes gastriques variant depuis le simple effort de vomissement jusqu'au vomissement réel, avec douleur épigastrique et hypersécrétion acide de l'estomac.

Les nerfs impressionnés dans ce cas peuvent être le pneumogastrique et le grand sympathique.

Les observations de M. Ruault ont trait, il est vrai, à des malades atteints d'hypertrophie amygdalienne, mais il est permis de supposer que les mêmes phénomènes se passeraient pour des glandes saines ou altérées différemment.

Il a observé de l'otalgie, de la surdité, une toux opiniâtre, de l'asthme bronchique, des vomituritions chez des malades qui n'avaient autre chose qu'une hypertrophie des amygdales.

Comme le simple traitement de l'hypertrophie a fait

disparaître ces phénomènes, il conclut, avec raison, qu'elle seule en était la cause !

A notre tour, nous nous demandons s'il n'est pas logique d'expliquer de la même façon certains des symptômes que nous avons observés chez nos malades ?

CHAPITRE II

Physiologie de l'amygdale.

Les anciens croyaient que l'amygdale était une véritable glande, sécrétant un suc destiné à faciliter le passage et la digestion des aliments sur lesquels elle se moule pendant l'acte de la déglutition.

Or la fonction sécrétante de l'amygdale est réduite à son minimum ; les quelques glandules muqueuses qu'on y remarque sécrètent un mucus semblable à celui des glandes buccales, à la salive.

Il se fait à leur niveau une diapédèse de globules blancs, qui contribuent probablement à former les corpuscules salivaires (1) ; à ce mucus viennent se mêler des cellules épithéliales desquamées, des cristaux de cholestérine, ou calcaires (Robin), des filaments de leptothrix, et des micro-organismes qui s'accumulent dans les cryptes.

Hingston Fox (2) attribue aux amygdales le rôle d'absorber certaines substances toxiques des aliments, et dans l'intervalle des repas de s'assimiler certains éléments constituants de la salive, par analogie avec ce qui

---

(1) Stohr. *Archiv. f. path. An. u. Ph.*, vol. XLVIII.

(2) Hingston Fox. The fonctions of the Tonsils, in *J. of Anatomy and Phys.*, t. XX, 1885-86.

se passe dans l'intestin pour la bile. Mais ce n'est encore qu'une hypothèse, soutenue par aucun fait.

Rôle hématopoiétique. — L'amygdale étant un organe lymphoïde, au même titre que les ganglions lymphatiques, la rate, etc., participe à l'hématopoièse.

Elle participe également aux altérations dont ces organes sont affectés, dans la leucocythémie par exemple.

Rôle phagocytaire. — Mais son rôle hématopoiétique n'est pas le seul qui lui soit dévolu ; de ce fait elle renferme beaucoup de globules blancs en activité. Or Metchnikoff a démontré que les cellules vivantes de l'organisme et spécialement les leucocytes ont la propriété de détruire les microbes en se les assimilant par une sorte de digestion (phagocytose).

Les amygdales et le reste de l'anneau lymphatique ne sont-elles pas placées, là, à cet important carrefour des voies digestives et respiratoires, pour servir de barrière à l'organisme contre l'envahissement des germes infectieux ?

Plusieurs faits semblent confirmer cette hypothèse d'un *rôle phagocytaire* de l'amygdale.

Microbes des amygdales. — Comme nous le verrons plus loin, l'amygdale renferme dans ses cryptes, des produits de sécrétion et de déchet, formant des concrétions éminemment favorables à la culture des *microbes*, qui y trouvent chaleur, humidité, substances organiques en décomposition.

Parmi ces microbes, les uns sont indifférents, les autres sont pathogènes.

On a trouvé dans les lacunes amygdaliennes (1) les microbes pyogènes (staphylococcus et streptococcus, Fürbringer), le pneumococcus de Fraenkel (trouvé par Cornil et Netter dans un pus d'amygdalite pneumonique), différentes espèces de bactéries septiques (Kreibohm), le bacillus crassus sputigenus (dont les cultures contiennent une matière très septique) et dans quelques cas très exceptionnels on a trouvé le bacille de Koch et le champignon de l'actinomycose.

Ces germes peuvent sommeiller longtemps sans manifester leur action nocive; mais qu'il survienne un traumatisme, une altération de l'amygdale, qui en détruise le tissu et abolisse les fonctions, l'on verra éclater les accidents infectieux, si le sujet est en état de réceptivité.

Suivant le degré d'infection et l'énergie de la défense opposée, on observera des accidents locaux qui se borneront à l'angine, ou bien éclateront des symptômes généraux très graves avec manifestations viscérales très diverses.

Mais il ne nous appartient pas de retracer l'histoire des maladies infectieuses à début amygdalien déjà tracée par des auteurs plus autorisés que nous (Bouchard, Landouzy, Fernet, etc...).

(1) E. JEANSELME. De l'arrière-gorge et de l'amygdale en particulier, considérés comme portes d'entrée des infections. *Gaz. des hôp.*, janvier 1890.

Nous avons voulu seulement montrer, combien il est important que les amygdales soient saines et que le but du médecin est d'assurer l'intégrité de ses fonctions par tous les moyens possibles. Après ces rapides, mais déjà trop longs, préliminaires, nous sommes en mesure de décrire, les lésions, puis les symptômes, le diagnostic et le traitement de l'amygdalite lacunaire chronique. Nous ne ferons pas un chapitre à part pour l'étiologie qui se trouve confondue avec la partie anatomo-pathologique.

G.

CHAPITRE III

Anatomie pathologique.

Nous avons vu, qu'à l'état normal, les lacunes de l'amygdale contiennent des débris de cellules épithéliales, des leucocytes, des leptothrix. Avec l'âge, et sous l'influence d'inflammations répétées, les cavités cryptiques se distendent, s'agrandissent aux dépens du tissu réticulé qui tend à s'atrophier. Par degrés insensibles un état presque normal aboutit à un état pathologique.

La marche et les lésions de cette affection sont si bien décrites dans Cornil (*loc. cit.*) que nous ne saurions faire mieux que de le citer textuellement.

Amygdalite catarrhale, lacunaire ou crypteuse. — « Très souvent, la muqueuse qui s'enfonce dans les « lacunes de l'amygdale est enflammée en même temps « que celle qui en tapisse la surface.

« Tout l'organe est alors tuméfié et fait une saillie nota-« ble entre les piliers. Les cryptes se remplissent de mu-« copus qui, dès le premier ou le second jour, se présente « à leur orifice. Les cryptes se vident peu à peu, les unes « après les autres ou toutes ensemble par leur orifice « agrandi et le volume de l'amygdale diminue rapidement.

« Lorsque toutes les petites cavités se détergent simul-

« tanément, l'amygdale revient rapidement à ses dimen-
« sions normales ; la durée de l'inflammation ne dépasse
« pas quatre ou cinq jours.

« Les lésions de la muqueuse qui tapisse les dépressions
« de l'amygdale sont les mêmes que celles de la muqueuse
« superficielle, à savoir : œdème inflammatoire, diapédèse
« de globules blancs, desquamation épithéliale, donnant
« lieu à la formation de muco-pus ; seulement le muco-
« pus sécrété à la surface des lacunes y reste emprisonné
« un certain temps et les distend, ce qui cause une aug-
« mentation du volume total de l'organe.

« Quelquefois le liquide contenu dans ces lacunes offre
« les caractères du pus épais. Après avoir essuyé la sur-
« face de l'amygdale on découvre des points jaunes ou de
« petits grumeaux à l'orifice des cryptes.

« S'il y séjourne un certain temps, il s'y forme des bac-
« téries, de la graisse, des acides gras et même de la cho-
« lestérine et des granulations calcaires. »

Concrétions caséeuses. — Nous assistons ainsi à la formation des *concrétions* dont il nous reste à décrire les
caractères.

Leur volume varie depuis celui d'un grain de mil jusqu'à celui d'un gros pois.

Leur forme est ordinairement sphérique ou cylin-
drique, quelquefois hérissée d'aspérités ; elles représentent
en bosse le moule des cavités cryptiques.

Leur nombre est excessivement variable, depuis une
ou deux jusqu'à une abondance telle que l'amygdale en
parait farcie.

Leur couleur est blanc jaunâtre.

Leur consistance molle, pâteuse, analogue à celle du fromage, avec de petits grains durs quelquefois.

L'odeur qu'elles exhalent est toujours infecte et *sui generis*.

Leur composition chimique est comme nous l'avons dit plus haut, de la graisse, des acides gras, des cristaux calcaires et de cholestérine, auxquels, s'ajoutent des leucocytes, des microbes et des filaments de lesptothrix buccalis en plus ou moins grande quantité.

Nous avons supposé que ces concrétions n'étaient que du muco-pus ayant subi la transformation caséeuse. Ne serait-il pas logique de supposer aussi, qu'en subissant une transformation calcaire ultérieure, ces concrétions se transforment en calculs ?

Nous n'apportons pas de preuves à l'appui il est vrai, mais le fait que les calculs se rencontrent à peu près exclusivement chez des individus âgés, ayant eu des inflammations nombreuses, nous paraît venir confirmer notre hypothèse.

Les auteurs classiques sont à peu près muets au sujet de cette affection.

Dans le Dictionnaire de Jaccoud, nous trouvons à l'article Amygdale, un petit chapitre consacré aux concrétions caséeuses des amygdales, dans lequel l'auteur dit « qu'elles manifestent leur présence dans quelques cas par une sensation de piqûre toute particulière, rapportée au fond de la gorge ; et si avec la pointe d'une aiguille à cataracte, déchirant l'épithélium, on fait sortir le contenu qui ressemble à du mucus concret, le malade se trouve soulagé ».

Lasègue décrit trois variétés d'angines acnéiques qui pourraient bien n'être que des amygdalites lacunaires, mais il ne nous appartient pas de critiquer son œuvre. (Voir Lasègue : Traité des angines.)

Pour nous résumer, nous dirons que nous désignons sous le nom d'amygdalite lacunaire chronique : *une inflammation chronique des amygdales causée et entretenue par l'accumulation dans les lacunes, de masses caséeuses dans la composition desquelles entrent des éléments normaux (cellules desquamées, leucocytes) et des éléments anormaux (microbes, leptothrix, etc.).*

Comme cette distension des lacunes se fait très lentement, l'affection peut rester latente assez longtemps, puis à une époque qu'il est difficile de fixer, elle se manifestera par des symptômes que nous allons décrire.

CHAPITRE IV

Symptomatologie.

Les amygdales participent passivement aux trois grandes fonctions de déglutition, respiration et phonation ; à l'état normal elles ne manifestent nullement leur présence ; subissent-elles quelque lésion, même de peu d'importance, aussitôt elles donnent naissance à des symptômes morbides intéressant ces trois fonctions.

Troubles de la déglutition. — Le symptôme le plus fréquemment observé est une gêne dans la gorge. Cette gêne se manifeste seulement au moment de la déglutition et même celle des aliments est facile, normale, ce n'est que pour la déglutition de la salive qu'elle apparaît.

Les expressions variées et imagées qu'emploient les malades, rendent bien compte de la nature de cette sensation.

Les uns sentent comme un arrêt, une boule, quelquechose de pointu, un picotement, un chatouillement ; les autres se plaignent d'une sensation de constriction de la gorge au niveau de l'angle des mâchoires.

Leur sensation est si précise, qu'ils indiquent avec le doigt le point ; c'est l'os hyoïde, le cartilage thyroïde, l'angle de la mâchoire, les parties latérales du cou.

Cette sensation est le plus souvent unilatérale et disparaît par l'ingestion d'aliments solides ; mais elle peut persister dans l'intervalle des déglutitions et devenir une sensation douloureuse même au moment des repas.

Le malade commence alors à économiser ses mouvements de déglutition, il crache sa salive plutôt que de l'avaler, car chaque mouvement de déglutition lui fait faire un effort dont les sensations désagréables concomitantes se trahissent sur son visage par une grimace.

L'on observe aussi, assez souvent, *une douleur dans l'oreille* correspondante, assez vive parfois pour faire croire à une affection de la trompe ou de la caisse. Cette douleur se produit à chaque déglutition, c'est probablement un réflexe transmis à la caisse par les rameaux du glosso-pharyngien (obs. III et VII), Schmidt avait observé un cas de névralgie faciale, causée par une amygdalite chronique, nous avons observé un cas à peu près analogue (obs. X) ; c'était une dame, qui après le traitement n'a plus eu ses douleurs névralgiques.

Les malades attentifs remarquent que les symptômes s'exagèrent ou se sont montré pour la première fois après avoir fumé, beaucoup parlé, veillé, ou pris froid. Ce fait peut s'expliquer très bien par le fait d'une poussée congestive qui accroît le volume de l'amygdale, laquelle se trouve alors être à l'étroit dans sa loge et comprimée par les piliers.

Troubles de la respiration. — Souvent, sous l'influence de cette gêne, de ce chatouillement, ces malades ont des accès de *toux* irréguliers, ou revenant le matin au lever. C'est une toux sèche, fatigante, déchirante, allant quelquefois jusqu'à provoquer la nausée et même le vomissement; le reste de la journée ils toussaillent encore « *pour se débarrasser la gorge* ». Quelquefois, dans un de ces accès de toux, le malade expulse des petits grumeaux blancs, sentant mauvais et il en éprouve un grand soulagement pendant plusieurs jours. Instruits de ce fait, ils s'appliquent, placés devant un miroir, à faire sortir eux-mêmes les concrétions de leurs amygdales.

Odeur fétide de l'haleine et mauvais goût. — Quelques malades viennent demander un conseil pour remédier à une mauvaise odeur de la bouche dont ils ont conscience eux-mêmes et qui les désespère. Or, s'ils s'en aperçoivent ce n'est pas du nez que vient l'odeur, car le punais ne se sent pas. Si ce n'est pas par le fait de dents cariées, c'est bien souvent les amygdales qui sont en cause, plus souvent que l'estomac que l'on accuse à tort trop fréquemment peut-être.

Comment ces amygdales remplies de matière exhalant une odeur infecte ne la transmettraient-elles pas à l'haleine ?

En même temps que l'odeur, ces malades perçoivent dans l'arrière-bouche un goût infect (obs. XXXI, XXIII, XXXVII).

Troubles de la phonation. — La voix est aussi assez fréquemment intéressée, plus spécialement, chez les chanteurs, orateurs, etc. Dans la conversation ordinaire, rien d'anormal; mais s'ils veulent faire un effort, comme une note un peu élevée, chanter longtemps, la voix se fatigue, s'enroue et bientôt refuse tout service.

Ces malades sont très ennuyés d'être obligés de prendre du repos à tout instant et leur voix perd son assurance.

Si l'on examine ces malades, on est quelquefois fort étonné, de ne pas trouver de lésions du larynx, et l'on pourra être fort embarrassé pour assigner une cause à ces troubles de la voix.

C'est souvent dans les amygdales qu'il faudra chercher la cause.

Les amygdales grosses, enflammées, ou les amygdales enchatonnées, incluses, soudées à un ou deux piliers, gênent considérablement le fonctionnement du voile du palais, en l'empêchant de s'élever, de s'appliquer au pharynx et en produisant des ombres vocales (Klangschatten).

Par suite, ces tiraillements du voile et des piliers, retentissent de la façon la plus fâcheuse sur le larynx.

Michel (de Cologne)(1) a bien montré quelles influences pouvaient avoir sur la voix de très petites lésions du pharynx; c'est d'après lui que nous allons donner un rapide aperçu de ces lésions, bien que cela nous écarte un peu de notre sujet.

A l'état normal, il faut que le voile du palais et surtout son arc postérieur soit tout à fait mobile et puisse s'élever rapidement et facilement à l'intonation pour que la voix soit claire.

Or on remarque souvent un peu de parésie du voile

(1) MICHEL (de Cologne). *Deutsch. med. Woch.*, 1889, no 20.

qui s'élève lentement et s'applique incomplètement à la paroi du pharynx et cela peut tenir :

1° A des amygdales enflammées et grosses qui alourdissent les piliers ;

2° A des amygdales reliées aux piliers postérieurs par des adhérences, ou incluses dans ces piliers.

La preuve que ce sont bien ces adhérences, qui gênent le fonctionnement du voile et par suite la phonation, c'est le résultat excellent et immédiat du traitement par section de l'adhérence soit avec le galvano, soit avec le disciseur.

Voici comment Michel procède :

Il attire l'amygdale en avant, à l'aide d'un crochet ; pendant ce temps-là il fait émettre un son : s'il y a une adhérence, on voit se former un petit pli transversal entre l'amygdale et le pilier postérieur. Sur ce pli il applique un couteau de galvano-cautère, aussitôt le pli sectionné le voile du palais s'élève, la plaie bâille et la glotte peut se fermer complètement (voir obs. XXXV, XXXVI, XXXVIII et suiv.). Les adhérences peuvent être congénitales ou acquises, dans ce dernier cas elles sont consécutives à des inflammations, à des abcès incisés ou non. Le mécanisme par lequel elles gênent la phonation est facile à comprendre.

Le larynx et le voile du palais sont solidaires. Or, le muscle thyro-palatin qui représente une partie du muscle pharyngo-palatin a pour fonction de tendre les cordes vocales en attirant le thyroïde en haut et en le faisant basculer en avant.

Si le groupe thyro-palatin est gêné, le mouvement d'élévation du thyroïde ne peut se produire, et par suite la tension des cordes et la fermeture de la glotte sont empêchées.

Cette petite digression termine l'exposé des symptômes locaux fonctionnels et avant de passer à l'examen de la gorge, nous dirons quelques mots des symptômes généraux que l'on peut observer.

Symptomes généraux. — Ce ne sont pas des symptômes bien accusés. Ils se bornent à du malaise, de la courbature, de l'inappétence, un peu de céphalalgie... phénomènes qui cessent ordinairement après l'expulsion des masses caséeuses (voir obs. X). Les femmes voient quelquefois au moment de leurs règles s'exagérer ces troubles gutturaux, en vertu de cette sympathie qui existe entre les organes génitaux et la gorge. Ces symptômes ne sont évidemment pas très alarmants ; mais ne sont-ils pas l'indice d'une infection légère, arrêtée à son début

Examen de la gorge. — L'aspect du pharynx est assez variable. Tantôt les amygdales sont rouges, grosses, dépassant les piliers ou les écartant fortement, tantôt elles sont peu développées, cachées entre les piliers, si bien que pour les voir il faut soulever le pilier antérieur. L'état inflammatoire local est assez marqué dans le premier cas ; il est nul ou presque nul, dans le second.

Grosses amygdales. — Elles peuvent être grosses, sans être très apparentes, si elles ont subi, l'hypertrophie dans le sens antéro-postérieur ; elles écartent les piliers a uxquels elles adhèrent le plus souvent et sont justiciables du traitement qu'a proposé Michel.

Mais ordinairement, elles proéminent dans le pharynx, et présentent de nombreux orifices cryptiques, d'où sortent des masses blanchâtres.

Elles sont distendues par ces masses accumulées dans les lacunes qui entretiennent une inflammation chronique ; mais il n'y a pas hypertrophie véritable de tissu adénoïde ; c'est une augmentation de volume par distension des cavités et œdème inflammatoire. La meilleure preuve qu'il en est ainsi, est la diminution notable et rapide que subissent ces glandes une fois débarrassées de ces produits caséeux.

Si l'on va, avec le crochet, fouiller dans les cryptes, on pénètre dans des cavités très spacieuses, très anfractueuses, poussant des diverticules dans tous les sens. Elles communiquent souvent entre elles de telle façon que l'extrémité du crochet ressort par un autre orifice, et c'est précisément ce pont de tissu amygdalien qu'il s'agit de faire sauter pour mettre au jour le fond de la lacune.

On en fait sortir alors une quantité de concrétions caséeuses ; certaines amygdales en contiennent tellement qu'on les dirait farcies de cette matière qui est caséeuse et exhale une odeur fétide. Nous avons déjà décrit la forme, le volume, la composition de ces concrétions ; nous n'insisterons donc pas davantage.

Il peut arriver qu'on donne issue ainsi à du pus épais (obs. XL), premier stade probablement, de la formation des concrétions.

Petites amygdales. — Quand les amygdales sont petites, elles n'en sont pas moins altérées, et il est deux points qu'il faut surtout explorer avec soin, car c'est là qu'on trouvera souvent le corps du délit.

Le premier, est cette vaste crypte dont l'orifice est recouvert par le pilier antérieur qui normalement, dit Sappey, recouvre le bord antérieur et un peu de la face interne de l'amygdale.

Comme le fond de la crypte est situé beaucoup plus bas, il en résulte la formation d'un cul-de-sac profond, dans lequel les produits s'accumuleront très facilement, d'autant plus facilement que son orifice est obstrué par le pilier antérieur.

Lorsque cette crypte est distendue, elle fait une saillie dans le pilier antérieur et il est facile de comprendre qu'elle gêne ses mouvements.

Le second, est l'extrémité supérieure de l'amygdale qui est cachée dans l'intervalle des piliers et répond à l'excavation sus-amygdalienne.

Cette extrémité présente plusieurs orifices cryptiques, réunis suivant une disposition que nous avons eu souvent l'occasion de constater. Pour bien voir, il faut soulever le pilier antérieur, et l'on verra : l'amygdale traversée par une fente transversale coiffée par le sommet de la glande en guise d'opercule.

Cette variété d'amygdales est plus dure que la variété hypertrophique.

Avant de terminer l'examen de la gorge, il faudra avoir soin d'explorer aussi l'extrémité inférieure de l'amygdale, qui peut être assez développée pour aller au contact de la base de la langue.

Pour bien voir cette extrémité inférieure, il faut abaisser fortement la base de la langue pendant que son extrémité antérieure est tirée au dehors.

On s'assurera en même temps, à l'aide du miroir, de l'état de l'amygdale linguale qui présente souvent un certain degré d'hypertrophie et peut donner naissance à quelques-uns des symptômes de l'amygdalite à concrétions.

CHAPITRE V

Marche. — Diagnostic. — Pronostic.

La *marche* de cette affection est essentiellement chronique ; elle procède par poussées intermittentes et probablement que certaines amygdalites phlegmoneuses ont pour point de départ l'amygdalite des lacunes.

On ne peut donc en fixer la durée ni la terminaison.

Le *diagnostic* est en général assez facile.

Il est des cas, où le malade lui-même vous dicte son diagnostic, en vous disant « je souffre de la gorge et je crache des petits grumeaux blancs, qui sentent mauvais, et viennent des amygdales ».

Mais il n'en est pas toujours ainsi, et le médecin devra rechercher avec soin le point de départ des symptômes observés.

Il faudra d'abord faire un examen soigné du nez, du larynx, des oreilles, puis si l'on ne trouve rien là, chercher si c'est un des points de l'anneau lymphatique et spécialement l'amygdale qui est en cause.

Lorsque chez un adulte, on trouvera de grosses amygdales, à moins qu'elles ne soient ainsi dès l'enfance, il faudra chercher la cause de cette augmentation de volume dans les cryptes et l'on y trouvera ou des *concrétions* ou même un *calcul*.

Le calcul de l'amygdale ne se rencontre guère que chez des gens âgés, ayant eu souvent des amygdalites ; il se traduit par des symptômes semblables à ceux de l'amygdalite lacunaire, et s'élimine quelquefois spontanément à la suite d'un abcès ; sinon on sent dans l'amygdale un point dur, résistant, recouvert de muqueuse qu'il faut inciser pour le faire sortir.

Lorsque les amygdales ne sont pas développées outre mesure, il faut, tout de même, les explorer au stylet, pour chercher les points douloureux (quand le malade peut les indiquer), aller fouiller dans les cryptes avec le crochet, s'assurer que l'amygdale est bien libre de tous côtés et n'adhère pas aux piliers.

Il faut accorder beaucoup d'attention à cette recherche des adhérences, car à un examen superficiel, on risquerait de passer outre, et de ne pas rapporter les troubles observés du côté de la voix à des lésions qui sont en apparence insignifiantes.

L'adhérence de l'amygdale aux piliers et principalement au pilier postérieur est tantôt totale, tantôt partielle par l'intermédiaire de petits tractus que l'on n'apercevra qu'en faisant émettre un son. D'autres fois c'est une petite bride allant en travers de l'amygdale et rendant les deux piliers tout à fait solidaires.

Le diagnostic différentiel avec les amygdalites à produits blancs n'est pas à faire, car il est bien évident que l'on saura toujours reconnaître une angine herpétique, diphtérique, angine du muguet à leurs grands caractères ; mais il est deux affections qu'on pourrait confondre avec l'amygdalite lacunaire : la pharyngomycose (1) et la tuberculose caséeuse (2) de l'amygdale, parce qu'elles présentent quelques caractères communs.

La *pharyngomycose* est une affection caractérisée par la production dans la gorge de petites masses blanches, en forme de houppes, pouvant atteindre jusqu'à 6 millim. de long. Ces masses se rencontrent sur les amygdales, sans affecter spécialement les cryptes, sur les piliers, le voile, la paroi postérieure du pharynx, la base de la langue et le larynx.

Les houppes adhèrent à la muqueuse ; elles n'ont aucune odeur.

Elles ne s'accompagnent d'aucune réaction inflammatoire et de peu de symptômes locaux (chatouillements).

Elles sont formées par des végétations luxuriantes du leptothrix buccalis, présentant la réaction caractéristique avec l'iode et mêlées à quelques débris de cellules épithéliales.

Chiari croit que la pharyngomycose n'est pas une maladie spéciale ; mais, que c'est une prolifération excessive de ces champignons (existant normalement dans la bouche) par suite d'un état pathologique local ou général amenant une modification des liquides buccaux.

Dans la *tuberculose caséeuse* de l'amygdale l'ulcération qui résulte de la fonte des tubercules a un fond jaunâtre, des bords bourgeonnants, un contenu ayant la consis-

---

(1) HERING (de Varsovie). *Zeitschrifft f. klin. Med.*, vol. VII, 1884. — CHIARI. *Rev. mensuelle de laryngol.*, octobre 1887.

(2) CORNIL et RANVIER. *Hist. path.*, p. 241.

tance du mastic ; et tout autour on aperçoit des nodules tuberculeux en voie d'évolution.

La tuberculose de l'amygdale n'étant pas primitive, on sera mis sur la voie par l'existence d'autres lésions.

Enfin, pour terminer, l'hypertrophie amygdalienne vraie, infantile, par prolifération de tissu adénoïde, se distingue bien nettement de l'hypermégalie par distension ; car les lacunes sont réduites à de simples fentes dont les parois sont en contact, et il n'existe généralement ni kystes, ni dépressions irrégulières comme on en trouve si souvent dans la profondeur ou à la surface des amygdales chez les adultes (Cornil et Ranvier).

Le *pronostic* est plutôt bénin, mais il faut se rappeler que chez les personnes, pour lesquelles la voix est un instrument de travail, la moindre petite affection de la gorge prend une grande importance, en entravant l'exercice de la profession. D'autre part, certains malades sont tellement tourmentés par leur mal de gorge, qu'ils en deviennent inquiets, hypochondriaques.

Enfin, comme il persiste toujours une menace d'infection de l'organisme par cette voie, il y aura intérêt à traiter les malades qui viendront réclamer du médecin des soins pour une affection de ce genre.

CHAPITRE VI

Traitement.

Quel traitement allons-nous proposer à notre malade ?
Nous avons déjà l'amygdalotomie et l'ignipuncture,
pourquoi aller chercher autre chose ? Ces deux procédés
ne sont-ils pas suffisants ? A ces questions nous répon-
drons :

Deux cas peuvent se présenter : ou les amygdales
sont grosses, ou elles sont petites.

Dans le *premier cas*, l'on pourrait être tenté de proposer l'amygdalotomie et supprimer en un instant des
amygdales gênantes. L'on aurait tort à notre avis (et en
cela nous sommes appuyé par nos maîtres MM. Lubet-
Barbon et Martin) car l'on s'exposerait avec des amygdales
enflammées, vasculaires, à avoir des hémorrhagies graves.

Avec l'ignipuncture, on obtient la production de tissu
cicatriciel et la réduction de volume des organes hyper-
trophiés; mais en même temps la rétraction se fait autour
des orifices lacunaires; les produits qui y sont renfer-
més ne trouvent plus d'issue, et l'ennemi étant enfermé
dans la place, le danger persiste. De plus, dans ce cas, il
n'y a pas excès de tissu noble, de tissu adénoïde, par con-
séquent il est inutile et même nuisible d'en atténuer la
masse et les fonctions (phagocytose).

Que ferons-nous alors ?

Les amygdales sont, nous l'avons vu, grosses par distension des cryptes enflammées : il est donc logique de s'attaquer à ces cavités, en les vidant et en les faisant disparaître comme on incise un trajet fistuleux pour le faire cicatriser. Par ce moyen l'on pourra voir des amygdales énormes, qu'on eût été tenté d'enlever, diminuer comme par enchantement à la suite de la discission (voir obs. XX, XXV, XXX, XXXVI).

Dans le second cas, les amygdales sont petites, à peine apparentes, donc pas question de les enlever. Comme dans le premier cas le tissu adénoïde n'est pas en excès et l'ignipuncture ne sera pas plus applicable, tandis qu'il suffira de quelques coups de crochet disciseur, pour vider et éventrer des cavités causes de tout le mal.

Nous sommes d'avis, cependant, que le galvano-cautère pourra être très utile pour sectionner les adhérences qui résistent à la discission.

Repoussant également l'ablation et l'ignipuncture, nous avons employé dans tous nos cas la discission et nous devons nous attacher maintenant à en décrire le manuel opératoire dans tous ses détails.

DISCISSION DES AMYGDALES

Instruments. — Un abaisse-langue spatulé.

Un petit releveur de la luette (anneau emmanché à angle obtus sur une tige) qu'on utilise comme abaisse-langue.

Un crochet mousse (crochet à strabisme, servant aux

oculistes à soulever les tendons dans l'opération du strabisme).

Un crochet pointu.

L'anesthésie à la cocaïne est inutile.

Éclairage. — Il faut s'assurer d'un bon éclairage : une
lampe à large flamme et un miroir frontal :

Manuel opératoire. — L'opérateur se place bien en
face du malade, éclaire la gorge, abaisse la langue dou-
cement pour éviter les réflexes, puis avec le crochet
mousse, tenu dans la main droite, il cherche le point douloureux si le malade a su l'indiquer , sinon il pratique
systématiquement la discission des cryptes. Il vaudra
mieux commencer par les cryptes inférieures pour ne pas
être gêné par le sang qui s'écoule.

On engage l'extrémité mousse du crochet dans un
orifice et l'on cherche à le faire ressortir par un autre ou
bien à travers le tissu dans un point voisin.

Un pont de tissu est ainsi compris dans la concavité
du crochet, on tire à soi, le tissu friable cède, un peu
de sang s'écoule et la lacune béante laisse échapper
des concrétions qui sont crachées par le malade. On
renouvelle la même manœuvre, si c'est nécessaire, pour
agrandir l'ouverture, et pour les autres cryptes.

Si le tissu est trop dur, ou si le point compris dans
le crochet est trop épais, il est bon d'appuyer sur l'amygdale avec l'extrémité du petit releveur de la luette, pour
empêcher l'amygdale de venir trop en avant, et ne pas
déchirer les tissus à distance. Quelquefois on ne pourra
faire pénétrer le crochet mousse ; on prendra alors le

crochet pointu dont on se servira de la même manière.

Mais il est d'un maniement plus difficile, car pour peu que le malade soit indocile ou ait des réflexes marqués, le crochet risque de blesser la gorge.

Cette petite opération n'est presque pas douloureuse, aussi peut-on ouvrir plusieurs cryptes dans une séance. Toutefois il est mieux de ne pas prolonger trop, car le malade est fatigué au bout d'un moment.

Il faudra le laisser reposer huit jours environ, pour laisser le temps aux petites plaies de se cicatriser.

Très souvent le soulagement est immédiat ; tellement que les malades sont tout surpris de se voir débarrassés en un instant d'une gêne qui durait depuis fort longtemps.

D'autres fois, il ne se manifeste qu'au bout de quelques jours, lorsque la légère douleur de la discission a disparu.

Il faut quelquefois jusqu'à dix séances pour arriver à un résultat.

Lorsqu'on revoit les malades au bout de huit jours, on trouve souvent les parties discisées, réunies de nouveau par des adhérences faibles qu'on rompt facilement en y passant le crochet.

Pour éviter cela, on fait après la discission un badigeonnage des surfaces saignantes avec le mélange suivant :

Iode métalloïde........	0,20	centigr.
Iodure de potassium....	0,50	»
Glycérine.............	50	grammes.
Eau.................	10	»

et l'on prescrit un gargarisme boriqué le premier jour, et un gargarisme iodé les jours suivants :

Si la discission a produit de petits lambeaux flottants, le mieux est de les exciser d'un coup de ciseaux.

Le traitement est terminé lorsque toutes les cryptes sont bien ouvertes, et qu'il ne reste plus d'adhérences. Pour ces dernières il faudra beaucoup de séances, c'est pourquoi l'on peut employer avec plus de profit le galvano-cautère.

Lorsqu'on revoit les malades plusieurs semaines après, on est frappé de voir la diminution qu'ont subie les amygdales, et leur plus grande résistance.

Elles ont des aspects bizarres et paraissent divisées en feuillets, en lobules, dans lesquels on ne remarque plus de cavités.

OBSERVATIONS

Des observations qui suivent, les unes ont été recueil-
lies par nous à la clinique gratuite de MM. les Dr Lubet-
Barbon et A. Martin (nous avons vu les malades fait
le diagnostic et entrepris le traitement) et quelques-unes
à la consultation externe de l'hôpital Beaujon ; les autres
nous ont été communiquées fort aimablement par les
Drs Lubet-Barbon et Martin; nous les remercions encore
une fois très sincèrement. Nous n'avons recueilli qu'une
ou deux observations dans les auteurs.

Les observations que nous publions, sont nécessaire-
ment résumées et ne contiennent que la partie qui nous
intéressait directement ; nous avons publié tous les cas,
bons et mauvais, afin que l'on puisse juger impartiale-
ment la valeur du traitement.

OBSERVATION I. — *Amygdalite lacunaire. Discission. Guéri·
son.* Clinique LUBET-BARBON et MARTIN (**659**).

Robert B..., 13 ans.
Il se plaint d'avoir le matin, en se levant, une sensation de
corps étranger dans la gorge avec besoin de cracher fréquemment et cette expuition le soulage.
A l'examen de la gorge, on aperçoit sur l'amygdale droite un
point blanc, à l'entrée d'une crypte, dont on fait sortir avec le
crochet à discission, un peu de pus épais semi-fluide. L'amyg-

dale gauche est tuméfiée, en fouillant et discisant les cryptes, on en fait sortir également une certaine quantité de pus épais.

Le soulagement est immédiat.

OBSERVATION II. — *Amygdalite lacunaire. Concrétions. Discission*. Clinique LUBET-BARBON et MARTIN (**661**).

Mme G..., 42 ans, se présente le 10 juillet à la clinique, où elle est venue se faire traiter au début de l'année, pour une affection nasale. Cette fois-ci, elle accuse une gêne de la déglutition, comme si elle avait *quelque chose de pointu dans la gorge* (elle désigne le larynx). La légère douleur s'irradie dans les tempes et s'accompagne d'une sensation d'oppression.

En passant le disciseur dans l'amygdale droite on trouve un arrêt, et en ouvrant l'amygdale gauche on en fait sortir une masse blanc jaunâtre, molle, de consistance caséeuse.

La malade accuse instantanément la disparition de sa gêne de la déglutition. L'amygdale droite est saine.

OBSERVATION III. — *Amygdalite lacunaire. Douleur d'oreille. Discission*. Clinique LUBET-BARBON et MARTIN (**697** *bis*).

M. Cour..., 20 ans, ressent, depuis plusieurs jours, de la gêne pour avaler sa salive du côté gauche surtout, avec *douleur dans l'oreille* du même côté.

Les amygdales présentent les signes de l'amygdalite lacunaire chronique.

En faisant la discission de l'amygdale gauche, on en fait sourdre un suc blanchâtre.

Disparition immédiate de la gêne de la déglutition et de la douleur d'oreille.

OBSERVATION IV. — *Amygdalite lacunaire. Discission.* Clinique LUBET-BARBON et MARTIN (**670**).

M. D..., 30 ans, coiffeur.

.Il se plaint de *gêne pour avaler sa salive*, ses amygdales sont atteintes d'amygdalite lacunaire.

Une légère discission supprime la gêne de la déglutition.

Il n'est pas dit dans l'observation s'il y avait ou non de concrétions.

OBSERVATION V. — *Amygdalite lacunaire. Discission.* Clinique LUBET-BARBON et MARTIN (**731**).

M. G..., 46 ans.

Le malade est soigné à la clinique pour une hypertrophie des cornets. Il se plaint, en outre, depuis six ans environ, *de gêne pour avaler sa salive.*

Comme cela pourrait provenir de ses amygdales on lui fait une discission bilatérale.

A droite on retire quelques concrétions caséeuses. Le soulagement a été immédiat, mais dans la suite la gêne a reparu.

Il est probable qu'il s'agit là d'un nerveux, chez lequel l'impression de sa douleur invétérée persiste malgré l'ablation de la cause.

OBSERVATION VI. — *Amygdalite lacunaire. Discission.* Clinique LUBET-BARBON et MARTIN (**741**).

M. Cr..., 51 ans.

Vient demander une consultation parce qu'il a le nez bouché et *de la peine à avaler.*

La cause de l'obstruction nasale est un éperon de la cloison à gauche, et celle de la gêne à avaler des amygdales chroniquement enflammées et contenant plusieurs concrétions caséeuses.

Discission et soulagement notable après.

Observation VII. — *Amygdalite lacunaire. Douleur d'o-reille. Discission*. Clinique Lubet-Barbon et Martin (**939**).

Mlle Gabrielle L..., 24 ans, se plaint *d'une douleur et d'une gêne pour avaler, spécialement pour avaler la salive ; la douleur s'irradie dans l'oreille du côté droit.* L'on suppose que c'est d'origine amygdalienne ; en effet l'amygdale droite, présente une vaste crypte (en besace) formée par l'union de l'amygdale et du pilier antérieur recouvrant l'orifice de la lacune. Celle-ci est remplie de caséum, que l'on fait sortir, en déchirant d'un coup de crochet la paroi antérieure de la crypte.

La malade accuse un grand soulagement avec persistance d'une légère gêne, mais pas comparable à ce qu'elle était anté-rieurement.

Observation VIII. — *Amygdalite lacunaire. Discission.* Cli-nique Lubet-Barbon et Martin (**744** *bis*).

M. F..., 20 ans. Le malade éprouve une douleur dans la gorge et la localise lui-même aux amygdales. A l'inspection, amygda-lite lacunaire. Discission des deux côtés, après laquelle le malade ne souffre plus.

Observation IX. — *Amygdalite lacunaire. Hypochondrie. Discission.* Clinique Lubet-Barbon et Martin (**1003**).

M. Lecl..., 42 ans, graveur, est un homme nerveux, inquiet, se plaignant toujours de quelque malaise. Il y a quelques jours il est venu pour un eczéma séborrhéique des narines ; on l'a traité également pour un éperon de la cloison nasale à gauche et une hypertrophie du cornet inférieur droit. De plus, il nous dit, sentir, surtout le matin, une « *petite boule* » dans la gorge, qui le gêne pour avaler.

A l'inspection : pharynx généralement enflammé, luette

énorme, en battant de cloche ; amygdales grosses, avec cryptes multiples, l'amygdale gauche a un prolongement inférieur très long. (La présence des concrétions n'est pas notée) on lui fait une discission le 6 novembre et lorsqu'il revient le 17 novembre il se dit beaucoup mieux, et a remarqué qu'il a la bouche plus fraîche.

Il revient le 4 décembre, le 9, puis dans le courant de février 1891, on réduit par la discission son amygdale gauche.

La sensation de gêne a beaucoup diminué, le malade en convient, mais le résultat n'est pas parfait, ce qui est probablement dû à l'état pathologique de la luette.

OBSERVATION X. — *Amygdalite lacunaire. Symptômes généraux. Névralgie. Discission.* Clinique LUBET-BARBON et MARTIN (**1009**).

Mme G..., 35 ans. Le 8 novembre 1890.

Son observation est très intéressante à cause de sa netteté. La malade nous dicte elle-même son diagnostic.

Depuis plusieurs années, dit-elle, elle a de temps en temps *des maux de gorge, avec de la courbature, inappétence, fièvre,* ces symptômes cessent lorsqu'elle a craché de petits grains blancs, odorants.

Dans l'intervalle de ces poussées aiguës, elle ressent de la gêne à la déglutition, et si elle contracte sa gorge en se regardant dans une glace elle voit sortir des amygdales des petits grumeaux blancs.

Elle est aussi sujette à une névralgie du trijumeau à droite, peut être par action réflexe. Les amygdales sont grosses, enflammées, et contiennent beaucoup de cryptes farcies de masses caséeuses.

Première discission le 8 novembre. Gargarisme iodé.

Le 22 novembre elle revient, elle a été tellement soulagée qu'elle demande à être discisée de nouveau.

Le 29 janvier 1891. Nouvelle visite de la malade qui nous dit être restée près de deux mois, sans accès de fièvre, sans névralgie, mais depuis quelques jours, elle a de nouveau de la gêne pour avaler, mais bien moins que la première fois.

A l'inspection cependant, sa gorge nous paraît en bon état, les amygdales sont ouvertes, diminuées de volume, et le crochet ne rencontre plus de cryptes.

Dans ce cas, comme dans l'obs. IX, la lésion était très ancienne et c'est peut-être pour cela que le succès n'a été que partiel.

OBSERVATION XI. — *Amygdalite lacunaire. Fatigue vocale. Discission.* Clinique LUBET-BARBON et MARTIN (**1032**).

Rub..., Élie, 31 ans. Professeur, obligé de parler beaucoup, il ressent à la fin de la journée de la fatigue vocale et quelquefois un peu d'enrouement.

Le matin il tousse et crache, et deux ou trois fois il lui est arrivé de cracher de petits grumeaux gros comme un grain de blé, jaunâtres, demi-durs, et fétides, expuition suivie d'un soulagement immédiat et de sensation d'élargissement de la gorge.

A l'inspection de la gorge : pharyngite granuleuse avec muco-pus adhérent.

Les piliers du voile sont presque accolés et les amygdales ne sont visibles qu'en les écartant. A droite, on trouve une adhérence des deux piliers que l'on fait sauter facilement d'un coup de crochet. A gauche, on retire de la loge supérieure deux gros fragments caséeux. Discission les 22 et 27 novembre. Gargarisme iodé. Le malade après deux séances se déclare guéri.

OBSERVATION XII. — *Amygdalite lacunaire. Discission.* Clinique LUBET-BARBON et MARTIN (**1054**).

M. P..., 36 ans, employé de bureau. A l'âge de vingt ans, ayant eu souvent mal à la gorge, et des amygdales très grosses on lui fit une amygdalotomie à droite, et il raconte que cette amygdale présentait une dépression cratériforme remplie d'une matière blanche (serait-ce une concrétion ?).

Malgré cette ablation il a continué à souffrir de la gorge, surtout à gauche et expulse de temps en temps des masses caséeuses blanches.

Il a déjà été traité (par la discission) par Calmettes en 1889, pendant près d'un an il fut très soulagé. Au mois de novembre 1890, repris des mêmes symptômes, douleur à la déglutition, mauvais goût dans la bouche, expulsion de concrétions ; il revient à la clinique ; on lui fait une nouvelle discission, qui fait sourdre des concrétions hérissées (comme une châtaigne avec sa coque) ; ce soulagement est très marqué.

De nouvelles discissions lui sont faites dans le mois de décembre.

Le 31 janvier, venant consulter pour son nez, il dit qu'il souffre si rarement de la gorge, que ce n'est pas la peine d'en parler.

Les amygdales ont beaucoup diminué et sont plus dures, les cryptes sont largement ouvertes.

OBSERVATION XIII. — *Amygdalite lacunaire. Adhérence amygdalienne. Discission.* Clinique LUBET-BARBON et MARTIN (**1061**).

M. Dam..., 32 ans, maçon, est fréquemment enroué, a presque constamment *de la gêne pour avaler et pour respirer.*

Outre un peu de catarrhe rhinopharyngien qui le force à respirer par la bouche, ses amygdales sont grosses, avec beaucoup de cryptes contenant une grande quantité de caséum blanc. Chez lui c'était des deux côtés, dans la crypte recouverte par le pilier antérieur que se trouvait le plus de concrétions.

La discission lui permet « de mieux respirer et de mieux avaler ».

Trois semaines après il revient, souffrant de nouveau, à gauche.

L'amygdale droite est bien, la gauche contient encore quelques masses caséeuses qu'on extrait par discission. Il persiste une petite adhérence de l'amygdale gauche avec le pilier antérieur que l'on se proposait de sectionner au galvano-cautère, mais le malade n'est pas revenu, fait regrettable car l'enrouement qui ne s'était guère amélioré dépendait peut être de cette adhérence.

OBSERVATION XIV. — *Amygdalite lacunaire. Discission.* — Clinique LUBET-BARBON et MARTIN (**1069**).

M. M..., 40 ans, agent des chemins de fer de l'État. Se plaint d'avoir la bouche sèche en se réveillant, et sent comme un *corps étranger dans sa gorge.*

Les amygdales sont étalées, enchatonnées, molles, adhérentes aux piliers et présentant des cryptes profondes et anfractueuses, qui sont enflammées, mais sans concrétions. Nous faisons tout de même la discission et le malade n'accuse aucun soulagement immédiat.

Huit jours après, il accuse encore la même gêne, nouvelle discission. Dans le courant de janvier, le malade revient pour dire qu'il se sent tout à fait bien.

OBSERVATION XV. — *Amygdalite lacunaire subaiguë. Discission.* Clinique LUBET-BARBON et MARTIN (**905**).

M. M..., 19 ans, a depuis trois ou quatre mois, très souvent, mal à la gorge, et le jour où nous le voyons, il a une poussée subaiguë, avec produits blancs pultacés, autour des orifices cryptiques.

La gêne pour avaler est très grande.

La discission procure un soulagement notable, mais passager ; cependant, il dit que cette fois-ci, le mal de gorge a duré moins longtemps ?

Observation XVI. — Clinique Lubet-Barbon et Martin
(**807**).

M. H..., 49 ans, gardien de la paix.

Son observation est courte, mais très démonstrative. Sa fiche porte : gêne pour avaler au côté droit, due à une amygdalite lacunaire, discission, soulagement immédiat.

Observation XVII. — *Amygdalite lacunaire. Parésie du voile. Discission.* Clinique Lubet-Barbon et Martin
(**1174**).

P..., Emile, 26 ans, garçon d'hôtel, est depuis l'âge de 13 ans très sujet aux maux de gorge, plusieurs fois par an. Il y a deux ans, au régiment, il a séjourné à plusieurs reprises à l'infirmerie, pour des amygdalites phlegmoneuses suivies d'abcès qui ont dû être incisés.

Il y a déja quelque temps, qu'il n'a pas eu d'angine, mais il a une *gêne permanente pour avaler la salive, un chatouillement dans la gorge,* qui lui occasionne une petite *toux sèche.*

Amygdales larges, molles, enchâssées dans les piliers ; le voile du palais s'élève paresseusement dans l'intonation.

A la discission on fait sortir plusieurs concrétions caséeuses des deux côtés, et le malade accuse aussitôt un soulagement notable, mais nous n'avons pu le suivre assez longtemps pour voir cesser la parésie du voile.

Observation XVIII. — *Amygdalite lacunaire. Discission.* Clinique Lubet-Barbon et Martin (**1160**).

Lej... Ernest, 25 ans, employé.

Il n'a jamais eu d'angine aiguë, mais souffre continuellement de la gorge, et est obligé de faire *un effort douloureux* pour avaler sa salive.

G.   4

Les amygdales sont petites, molles, n'apparaissant pas, lorsque la bouche est ouverte sans effort. En soulevant le pilier antérieur, on découvre des cryptes remplies de concrétions caséeuses qu'on fait sortir par la discission.

Il a, en outre, une amygdale linguale un peu hypertrophiée qu'on traite par les attouchements d'acide lactique.

Le voile du palais n'est pas parésié.

A la première séance, le 13 février, le malade n'accuse pas grand soulagement.

Le 17. Il se sent beaucoup mieux.

Le 29. Il accuse encore un peu de gêne sur la ligne médiane, et nous discisons le cul-de-sac staphylo-amygdalien antérieur.

Le 7 février. La gêne a encore diminué, mais la discission nous montre encore des cryptes avec concrétions.

Observation XIX. — *Amygdalite lacunaire. Discission.* Clinique Lubet-Barbon et Martin (**1150**).

M. G..., 35 ans, coiffeur, a depuis plusieurs années une *gêne pour avaler* et il a bien remarqué que c'est pour la déglutition de la salive seulement qu'elle se manifeste. Cette gêne est surtout marquée à droite.

Il s'enrhume fréquemment, et sa voix est souvent enrouée.

Pharyngite, amygdales énormes et mollasses présentant de nombreuses cryptes. L'amygdale droite est plus grosse et se prolonge très bas, beaucoup plus que la gauche.

L'amygdale gauche présente une crypte supérieure à ouverture transversale, coiffée par le sommet de l'amygdale en manière d'opercule.

Nous faisons la discission des cryptes à droite, concrétions caséeuses, mais nous devons nous arrêter, à cause des envies de vomir qui deviennent insurmontables.

Cinq jours après, le soulagement est déjà manifeste, car la douleur à droite a disparu, et il en sent une légère à gauche. Discission à gauche, masses caséeuses et soulagement immédiat.

OBSERVATION XX. — *Amygdalite lacunaire. Grosses amygdales. Discission.* Clinique LUBET-BARBON et MARTIN (**1081**).

M. E..., 15 ans, peintre en voitures. Aspect chétif, facies adénoïde, hypertrophie des amygdales, végétations adénoïdes.

On l'opère d'abord de ses végétations adénoïdes, puis comme il souffre de la gorge, avec *un besoin de cracher très fréquent,* si fréquent qu'il tient toujours son mouchoir à la main, on entreprend de lui faire la discission.

Les amygdales sont énormes, atteintes d'hypertrophie molle ; on serait presque tenté d'en faire l'ablation.

Les cryptes sont remplies de concrétions caséeuses.

Du 13 décembre 1890 au 24 janvier, on lui fait plusieurs séances de discission au bout desquelles il n'accuse plus aucune gêne, ni douleur, n'a plus envie de cracher.

Et comme résultat local, c'est une observation très curieuse. Les amygdales qui étaient énormes ont diminué à tel point qu'elles ne dépassent plus les piliers, les cryptes sont détruites et le tissu en est dur et résistant maintenant.

OBSERVATION XXI. — *Amygdalite lacunaire. Discission.* Clinique LUBET-BARBON et MARTIN (**1072**).

Mlle B..., 17 ans, plumassière.

Depuis trois ans, environ, elle se plaint d'une soif perpétuelle qui l'empêche de dormir ; parfois elle a une sensation d'étouffement, elle est *gênée pour avaler, tousse un peu.*

Tout en faisant une large part au nervosisme et à l'influence des poussières dues à son métier, nous pensons que ses amygdales peuvent être pour quelque chose dans les symptômes qu'elle accuse ; les bons effets du traitement nous ont donné raison.

Le voile du palais est légèrement parésié, la région interaryténoïdienne, un peu rouge, les cordes vocales intactes.

Les amygdales, sont peu saillantes, enchâssées dans les piliers, et renferment dans leurs lacunes enflammées quelques concrétions.

Discission le 4 décembre, soulagement.

Le 10 décembre encore un peu de gêne à droite ; puis pendant cinq semaines, elle ne revient plus.

Au bout de ce temps elle revient nous dire qu'elle se sent tout à fait bien, sauf un peu de toux.

Le pharynx actuellement est normal, le voile a repris sa souplesse, ses amygdales sont nettes et il n'existe plus aucun des symptômes accusés antérieurement.

Observation XXII. — *Amygdalite lacunaire. Discission.*
Recueillie à la consultation de l'hôpital Beaujon.

Mlle D..., 33 ans, femme de chambre.

Elle a eu la grippe l'année dernière, et depuis ce moment elle se plaint de *picotements* dans la gorge, qui s'accompagnent le matin de *toux,* elle tousse tellement fort que quelquefois cela la *fait vomir.*

Un peu de coryza chronique.

Les amygdales sont petites, libres, mais remplies de masses caséeuses occupant les cryptes supérieures.

Discission le 9 décembre pour la première fois ; le 13 décembre déjà bien soulagée, tousse moins, discission, le 16 décembre, depuis la dernière séance elle ne tousse plus du tout le matin et les nausées ont disparu avec la toux. Elle se déclare très satisfaite et ne reviendra plus.

Observation XXIII. — *Amygdalite lacunaire. Odeur fétide.*
Discission. Recueillie à la consultation de l'hôpital Beaujon.

Gr..., Joseph, 25 ans, palefrenier. Depuis quatre ou cinq ans, maux de gorge fréquents, plusieurs fois dans l'année.

Dans l'intervalle, il persiste une gêne de la déglutition, plus marquée le soir.

La voix est un peu voilée.

La bouche exhale une *odeur fétide*.

Les amygdales sont enflammées chroniquement, les cryptes contiennent des masses caséeuses.

Au bout de deux séances de discission le malade est très amélioré et l'odeur de la bouche a beaucoup diminué

OBSERVATION XXIV. .— *Amygdalite lacunaire. Discission.* Recueillie à la consultation de l'hôpital Beaujon.

Mme H..., 42 ans, domestique, est depuis deux ans au service d'un monsieur âgé, très sourd, avec lequel on doit élever la voix. C'est à ce fait qu'elle attribue un picotement, une sensation de *corps étranger* qu'elle ressent dans la gorge du côté gauche principalement et qui la force à tousser.

Tous ces symptômes sont plus marqués au moment des époques et s'accompagnent de courbature, frisson...

Les amygdales sont étalées, très molles, et participent à l'inflammation générale du pharynx.

Nous faisons la discission à gauche (du côté où elle souffre) il ne sort pas de concrétions, mais elle se trouve immédiatement soulagée.

OBSERVATION XXV. — *Amygdale lacunaire. Hypertrophie. Discission.* Recueillie à la consultation de l'hôpital Beaujon.

Ir..., Louise, 16 ans, domestique, a eu de tout temps, quatre ou cinq fois par an, des maux de gorge, qui commencent, dit-elle, toujours par une vive douleur dans le côté gauche en avalant, puis elle aboutit à un abcès qui se perce tout seul et au bout de quatre ou cinq jours tout rentre dans l'ordre.

Dans l'intervalle de ces poussées aiguës, elle ne souffre pas, n'a ni mauvais goût, ni mauvaise odeur dans la bouche.

Le jour où nous la voyons, 10 janvier, elle vient d'avoir une poussée aiguë ; sa voix est nettement amygdalienne. Le pharynx est rouge vif ; l'amygdale gauche (qui ne porte pas de traces d'abcès) est très grosse, elle arrive au contact avec la luette, n'adhère pas aux piliers ; elle est farcie de points blancs à l'entrée des cryptes d'où sortent des concrétions caséeuses en masse. L'amygdale droite est aplatie, effacée, comme si elle avait subi l'amygdalotomie, adhérente aux piliers et également farcie de concrétions.

Nous faisons la discission de l'amygdale gauche seulement, son tissu est mou, friable et comme ce n'est pas douloureux nous pouvons l'ouvrir complètement.

20 janvier. L'amygdale a beaucoup diminué de volume, et la petite malade qui disait ne pas éprouver de gêne, dans l'intervalle des poussées aiguës, trouve qu'elle est beaucoup mieux.

OBSERVATION XXVI. — *Amygdalite lacunaire. Discission.*
Communiquée par le Dr LUBET-BARBON.

Mme L..., se plaint d'avoir depuis quelque temps et d'une façon intermittente, une sensation de *plénitude* de l'amygdale gauche. Ces sensations durent quelques jours, puis elle expulse des petits grains blancs *très fétides*, qui provoquent *la toux* jusqu'à expulsion complète, qu'elle favorise elle-même en pressant sur ses amygdales.

Avec le crochet, on trouve, tout à fait en haut dans la crypte entre les deux piliers, une masse du volume d'un gros pois. Après l'ouverture large de la crypte le soulagement est immédiat et s'est maintenu. Depuis cette époque elle n'a plus aucune gêne et cependant il se produit encore des concrétions caséeuses. Nous lui faisons de nouveau la discission préventivement.

OBSERVATION XXVII. — *Amygdalite lacunaire. Toux amygdalienne. Discission.* Communiquée par le Dr LUBET BARBON.

Depuis quelques temps Mlle V..., est affectée d'une *toux* que nous croyons d'*origine amygdalienne*, elle revient par accès, et il n'existe ni lésions nasales, ni lésions laryngées et pulmonaires. En revanche, ces amygdales présentent les lésions de l'amygdalite lacunaire. En quelques séances de discission la toux disparaît complètement.

OBSERVATION XXVIII. — *Amygdalite lacunaire. Discission.* Communiquée par le Dr LUBET-BARBON.

M. L..., se plaint d'avoir de la *difficulté pour avaler* à la suite de fréquentes angines phlegmoneuses. Après deux séances de discission, il se trouve bien plus libre pour avaler et revient me voir pour me dire qu'il est très bien de l'amygdale droite, mais que depuis quelques jours il se sent gêné du côté gauche pour avaler sa salive.

L'exploration au stylet fait sortir de la partie antéro-inférieure de l'amygdale gauche gros comme une lentille de matière caséeuse et en fouillant le sommet de l'amygdale on trouve encore une crypte qui en contient autant.

Disparition instantanée de la gêne à la déglutition.

OBSERVATION XXIX. — *Amygdalite lacunaire. Poussées phegmoneuses. Discission.* Communiquée par le Dr LUBET-BARBON.

M. B..., 26 ans, est affecté de coryza chronique avec gros cornets, et il est très sujet aux amygdalites phlegmoneuses.

Les amygdales sont grosses, criblées d'orifices conduisant dans des cryptes anfractueuses.

Il a été tellement amélioré par de fréquentes discissions que depuis cinq mois il n'a pas eu de nouvelle angine.

OBSERVATION XXX — *Amygdalite lacunaire. Grosses amygdales. Discission.* Clinique LUBET-BARBON et MARTIN (**1091**).

Sov..., Eugène, 11 ans, a été opéré il y a quelque temps, avec succès, pour des végétations adénoïdes. Actuellement il accuse une gêne dans la gorge, consécutive à de fréquentes angines,

Les amygdales sont grosses, criblée d'orifices, et bourrées de masses caséeuses.

Le réflexe vomissement est tellement exagéré chez lui que l'on ne peut faire que peu de chose à chaque séance de discission.

Au bout de cinq séances, faites à huit jours d'intervalle, il n'accuse plus aucune gêne dans la gorge.

Les amygdales ont diminué de volume, il ne reste plus qu'un petit recessus avec concrétions dans l'amygdale gauche, que nous faisons disparaître.

Nous avons remarqué qu'à mesure que l'état de ses amygdales s'améliorait les réflexes étaient moins marqués.

OBSERVATION XXXI. — *Amygdalite lacunaire. Mauvaise odeur. Discission.* Communiquée par le Dr A. MARTIN.

Mlle X..., 17 ans, nous est amenée par sa mère qui trouve qu'elle sent très mauvais de la bouche, et cependant rien ni du côté de l'estomac, du nez, ni des dents ne peut expliquer cette odeur.

Elle a fréquemment des maux de gorge.

Si l'on regarde les amygdales, on voit, des deux côtés, à la partie supérieure, dans l'angle formé par les deux piliers, des cryptes remplies de matière caséeuse répandant une odeur des plus fétides.

(La malade avait en même temps un si mauvais goût de fromage avancé dans la bouche qu'elle avait pris en horreur cet aliment.)

Discission en plusieurs séances et disparition complète du goût et de l'odeur désagréables.

OBSERVATION XXXII. — *Amygdalite lacunaire. Discission.* Communiquée par le Dr A. MARTIN.

M. X..., 42 ans, a depuis de longues années des maux de gorge et des accès de suffocation, et une gêne pour avaler.

Les deux amygdales sont très volumineuses et contiennent de nombreux recessus remplis de matière caséeuse.

Discission en six séances.

La gêne disparaît.

OBSERVATION XXXIII. — *Amygdalite lacunaire. Mauvaise odeur et mauvais goût. Discission.* Communiquée par le Dr A. MARTIN.

Mlle X..., 20 ans, se plaint d'avoir toujours un mauvais goût et s'aperçoit elle-même que sa bouche exhale une odeur fétide. Elle est absolument navrée à l'idée de devenir un objet de répulsion.

Les amygdales sont un peu grosses, dans chacune d'elles, il y a des cryptes remplies de matiere caséeuse.

Dix séances de discission.

La malade ne cesse de venir que lorsqu'elle trouve qu'elle n'a plus aucun goût ni odeur désagréables.

OBSERVATION XXXIV. — *Amygdalite lacunaire. Discission.* Communiquée par le Dr A. MARTIN.

Mlle X..., 76 ans, se plaint d'une gêne constante pour avaler la salive, et, comme elle dort peu, elle passe son temps à se tourmenter; elle craint d'avoir un cancer dans la bouche.

Il y a du côté gauche, une très grande adhérence de l'amygdale. Une fois la discission faite, toute gêne disparaît, et le sommeil revient un peu.

OBSERVATION XXXV. — *Adhérences de l'amygdale. Enrouement. Discission.* Communiquée par le Dr A. MARTIN.

M. X..., instituteur ecclésiastique, est très gêné pour parler. Il a des enrouements fréquents qui l'empêchent de faire. sa classe.

L'amygdale droite est très grosse, sa surface est traversée par des tractus en sens divers, qui relient ensemble les piliers antérieur et postérieur, et la recouvrent comme une coque.

L'ouverture et la destruction de cette coque libèrent les piliers qui peuvent maintenant se mouvoir librement.

L'enrouement a disparu.

OBSERVATION XXXVI. — *Adhérences de l'amygdale. Discission.* Communiquée par le Dr A. MARTIN.

Mlle X..., chanteuse, 23 ans, se plaint de n'avoir aucune souplesse de la voix. Elle ne peut faire des traits qu'avec un certain effort.

Les amygdales, grosses, sont liées d'une façon intime avec les piliers postérieurs et empêchent les mouvements du voile du palais.

On déchire les adhérences par la discission, et elle retrouve une voix très sensiblement améliorée, beaucoup plus souple.

Les amygdales ont diminué de plus de moitié.

Observation XXXVII. — *Amygdalite lacunaire. Mauvaise odeur. Enrouement. Discission.* Communiquée par le Dr A. Martin.

Mlle X..., chanteuse légère, 35 ans. En temps ordinaire, elle a une mauvaise odeur et un mauvais goût dans la bouche, et chaque fois qu'elle se remet à chanter, qu'elle doit faire des efforts pour les répétitions et représentations, elle s'enroue et ne peut donner les notes élevées.

L'amygdale gauche est très volumineuse, absolument soudée aux deux piliers.

A peu près en son milieu, on voit un orifice béant, d'où la malade fait sortir de temps en temps, avec une épingle à cheveux, de la matière caséeuse.

On fait une ouverture médiane sur toute la longueur de l'amygdale, qui transforme en un sillon profond, le sac, duquel on retire gros comme une amande de matière blanchâtre, caséeuse, et sentant très mauvais.

Quelque temps après, il n'y a plus d'odeur ni de fatigue vocale.

Observation XXXVIII. — *Adhérences de l'amygdale. Enrouement. Discission.* Communiquée par le Dr A. Martin.

Mme X .., 31 ans. Se plaint de ne pouvoir chanter qu'un temps déterminé, au bout de ce temps, la voie s'enroue.

Une conversation ordinaire n'altère en rien sa voix.

La malade se présente à nous avec la voix enrouée. Les deux amygdales sont un peu saillantes, rouges et absolument soudées aux piliers postérieurs.

Lorsqu'on fait émettre un son, le voile s'élève difficilement et lentement.

Les cordes vocales sont blanches, saines.

On passe le crochet disciseur facilement, déchire quelques

adhérences, et la malade est toute surprise, lorsqu'on lui demande si elle a souffert, de répondre d'une voix plus claire.

Il a fallu huit séances pour enlever toutes les adhérences et la malade s'en va en déclarant que sa voix ne laisse plus rien à désirer et qu'elle ne reviendra plus.

OBSERVATION XXXIX. — *Amygdalite lacunaire. Adhérences. Discission.* Communiquée par le Dr A. MARTIN.

M. X..., ténor, 26 ans, se plaint d'avoir constamment une gêne pour avaler, avec sentiment de constriction du côté gauche, sans pouvoir déterminer le siège précis. Cette gêne lui ôte toute assurance pour chanter.

Les amygdales sont à peu près normales.

Si l'on touche l'amygdale droite avec un stylet, le malade dit immédiatement que son mal part de l'endroit touché.

En regardant avec attention on voit sur la partie médiane de l'amygdale, s'étendant d'une crypte à l'autre comme un pont, une bride que l'on déchire facilement avec le crochet. Le malade se trouve soulagé.

Quelques jours après, il revient, accusant encore une petite gêne.

L'amygdale a beaucoup diminué, mais on voit à côté de la bride disparue, un orifice béant, dans lequel le crochet pénètre profondément. Élargissement de l'ouverture, issue de masses caséeuses. Soulagement immédiat et définitif.

Le malade revu au bout de six mois est enchanté de sa guérison.

OBSERVATION. XL. — *Amygdalite lacunaire aiguë. Enrouement. Discission.* Communiquée par le Dr LUBET-BARBON.

M. H..., se plaint d'un *chatouillement au fond de la gorge, d'une gêne* pour avaler, s'enrhume fréquemment. Nous faisons le diagnostic de pharyngo-laryngite avec hypertrophie des cornets et queues de cornet.

Séance tenante, nous lui cautérisons ses cornets.

Trente-six heures après (est-ce une pure coïncidence), le malade commence à souffrir dans la gorge à gauche, ne peut plus avaler, accompagné d'un peu de fièvre. Il revient nous voir le lendemain, ayant toujours les mêmes symptômes, avec en plus une légère dysphonie.

Nous explorons l'amygdale gauche et en portant le crochet dans la partie supérieure, nous faisons sortir une légère quantité de pus épais.

Instantanément la douleur à la déglutition a disparu et la voix est redevenue presque normale.

OBSERVATION XLI. — Communiquée par le Dr LUBET-BARBON.

Mme G..., que nous soignons déjà pour un catarrhe nasal, déviation de la cloison, et catarrhe tubaire du même côté, se plaint en outre d'une *gêne permanente* dans la gorge, consécutive à de nombreuses angines.

Nous diagnostiquons : amygdalite lacunaire chronique et lui faisons la discission qui la soulage immédiatement.

OBSERVATION XLII. — *Amygdalite lacunaire. Discission.*
Communiquée par le Dr LUBET-BARBON.

Mme P..., 30 à 35 ans, se plaint d'un picotement dans la gorge qui se produit brusquement et l'oblige à s'arrêter de parler. Quelquefois la déglutition des liquides est difficile et il lui faut faire un véritable effort pour avaler.

La voix est enrouée depuis la jeunesse.

Mauvaise odeur de la bouche, perçue par la malade surtout le matin avec expuition de croûtes et crachats sanguinolents.

Pas de lésions nasales.

Granulations pharyngées peu nombreuses.

Restes de végétations adénoïdes à la voûte avec recessus et croûtes purulentes.

Parésie des cordes vocales, laissant passer l'air dans leur milieu.

Les amygdales sont assez volumineuses, surtout la droite, et portent, ainsi que les granulations du pharynx, la trace de cautérisations récentes.

Entre les deux piliers, dans l'excavation sus-amygdalienne droite, coiffant l'amygdale se trouve une petite masse blanche.

Nous rapportons ces troubles à l'amygdale et faisons la discission. Les tissus sont friables, et le crochet pénétrant dans les cryptes en fait sortir des concrétions à droite et à gauche, l'amygdale gauche était comme distendue par une poche pleine de caséum.

Traitement : gargarisme iodé et électrisation faradique, peu d'amélioration, presque rien au point de vue de la voix.

OBSERVATION XLIII. — *Amygdalite lacunaire. Parésie du voile. Enrouement.* Clinique LUBET-BARBON et MARTIN **(1037)**.

M. X..., 19 ans, étudiant en droit. 4 décembre, a depuis quelques jours un peu d'enrouement et tousse légèrement.

A l'inspection de la gorge, on trouve un pharynx granuleux ; le voile du palais ne se relève pas à l'intonation, jusqu'au contact de la paroi postérieure à droite. Dans l'intonation les cordes vocales ne s'appliquent pas bien l'une à l'autre.

Les amygdales sont comme déchiquetées, très anfractueuses, et farcies de concrétions ; il existe en outre une petite adhérence transversale entre l'amygdale gauche et le pilier postérieur. Nous rompons cette adhérence et discisons les amygdales.

6 décembre. Pas de changement ; injections intra-trachéales de menthol. Discission.

Le 13. La dernière discission a produit deux petits lambeaux flottants que nous excisons avec la pince et les ciseaux.

Le malade revu au mois de janvier ne va pas sensiblement mieux, le voile du palais est moins paresseux, les cordes vocales se rapprochent mieux, mais la voix n'est pas encore tout à fait claire.

OBSERVATION XLIV. — *Amygdalite lacunaire. Adhérences. Discission.* Communiquée par le Dr A. MARTIN.

M. X. ., 45 ans, depuis longtemps (plusieurs années) éprouve une gêne considérable dans la gorge. La moindre pression sur le cou, détermine un spasme qui fait croire au malade qu'il va étouffer. Pour éviter le moindre contact, il a fait faire des chemises très ouvertes dont le bouton porte sur la partie supérieure du sternum.

Le larynx est sain.

Les amygdales sont grosses, rouges, très tendues avec des orifices et des adhérences aux piliers.

Le malade accuse en outre de la gêne pour avaler la salive.

Discission en plusieurs séances.

La gêne de la déglutition a disparu et l'on peut serrer le cou avec une cravate sans provoquer de spasme.

OBSERVATION XLV. — *Pharyngo-mycose.* Communiquée par le Dr LUBET-BARBON.

Mlle L..., 22 ans, couturière.

Depuis trois mois, elle voit dans sa gorge des petits boutons blancs et y ressent de petits picotements, un peu de gêne, parfois la sensation de corps étranger.

Il n'y a pas de réaction fébrile.

Les divers badigeonnages employés jusqu'alors ont échoué.

On voit dans le fond de la gorge, comme un semis blanc ;

sur les deux amygdales il y a quelques points épars, sans prédominance au niveau des cryptes et sans concrétions. `

Les mêmes masses blanches se remarquent sur les parois du pharynx, en arrière des piliers postérieurs.

Il n'y en a jamais eu sur la luette.

Sur la base de la langue, les amas occupant l'espace entre le V lingual et l'épiglotte, ont une disposition en houppes.

Si l'on essaye d'enlever ces masses, on éprouve une certaine difficulté. Placées dans l'eau, elles s'étalent en filaments.

L'examen microscopique n'a pas été fait, mais l'aspect clinique était si typique que M. Lubet-Barbon, n'a pas hésité à diagnostiquer une pharyngo-mycose.

Sa difficile guérison, parle encore en faveur de ce diagnostic, car actuellement, après six mois, bien qu'atténuée, la maladie dure encore, malgré la fumée de tabac employée comme remède.

OBSERVATION XLVI, publiée par le Dr V. GAUTIER (de Genève), dans la *Revue médicale de la Suisse romande*, janvier 1889. — *Des concrétions caséeuses des amygdales.*

Mme X..., âgée de 40 ans, est blonde, sa peau est très blanche, ses yeux gris, son embonpoint normal; elle appartient à la classe élevée de la société. Son père est mort encore jeune, à la suite d'une hémoptysie, sa mère vit actuellement.

Mme X... est régulièrement réglée, a quelquefois de la leucorrhée, mais l'utérus est normal. Elle n'est pas sujette aux angines, ni à l'hypochondrie, n'a jamais souffert que d'indispositions passagères.

C'est dans l'hiver 1887-88 que Mme X... m'a consulté pour une affection particulière des deux amygdales palatines. A diverses reprises, à des intervalles irréguliers, elle voyait tour à tour ces deux glandes faire une légère saillie dans l'isthme du gosier, et présenter à leur surface des taches parfaitement blanches, semblables à du plâtre. Ces taches, au nombre de une ou deux, formaient comme de petits boutons sur la glande, puis allaient grossissant ; lorsqu'elles avaient acquis le volume d'un gros pois ou d'un haricot, elles se détachaient et tombaient sur la base de la langue, ou bien la malade les recueillait elle-même avec un ustensile quelconque. Le grumeau exhalait une odeur très désagréable, et cette circonstance surtout décida Mme X... à recourir à mes conseils. Les malaises provoqués par cette affection, étaient, en effet, presque nuls : la déglutition n'était ni douloureuse, ni difficile, la respiration libre. Ni coryza, ni toux n'accompagnaient l'excrétion qui était stricte-ment limitée aux deux amygdales palatines alternativement. Toutefois, la veille ou l'avant-veille du jour où les fragments étaient expulsés, Mme X... éprouvait toujours un certain malaise général, caractérisé par de l'anorexie, de la cépha-lalgie, un sentiment de frisson et de faiblesse générale.

L'examen du gosier me fit constater la présence d'une sorte de bouton arrondi, de couleur blanche, faisant une légère saillie à la surface de l'amygdale droite, entouré de la membrane muqueuse dont la couleur était rose pâle. Les deux glandes offraient leur volume normal.

En touchant avec une spatule ce bouton, on déterminait une légère douleur ; en pressant, je fis sortir une petite masse caséeuse blanchâtre, homogène, friable, qui se laissait écraser comme un tubercule cru. Une fois cette matière évacuée, je pénétrai avec un stylet dans la poche qui la renfermait, et qui n'était autre qu'une lacune de l'amygdale, distendue, rouge, formant comme un petit sac dans lequel le bouton de l'instru-ment pouvait se mouvoir et poussait au dehors de nouvelles parcelles de matière plâtrée.

Je prescrivis des gargarismes de solution d'alun, puis d'acide borique, mais je me promis à la prochaine apparition du mal, d'instituer un traitement plus énergique.

Quelques semaines plus tard, je fus appelé auprès de Mme X... et retrouvai sur l'amygdale gauche le même bouton que j'avais observé à droite. Après avoir nettoyé le mieux possible avec un stylet la petite cavité de son contenu blanchâtre, puis lavé avec la solution boriquée, j'introduisis dans la poche la lame d'un ciseau courbé sur le tranchant et incisai jusqu'à sa base la paroi antérieure de la crypte. Je laissai écouler quelques gouttes de sang, nettoyai de nouveau, et cautérisai tout l'intérieur de la lacune avec un pinceau imbibé de solution au sixième d'acide chromique.

La malade trouva cette petite opération assez douloureuse ; il n'y eut aucune réaction inflammatoire. Je retouchai la glande tous les huit jours, au moins, avec le pinceau chargé, tantôt de la même solution, tantôt de teinture d'iode.

L'amygdale droite dut aussi subir, à son tour, la même opération.

Dans les semaines qui suivirent, il y eut des réapparitions des masses plâtrées, mais elles n'acquirent pas un volume aussi grand, et se montrèrent à de plus longs intervalles. Les badigeonnages furent continués et, vers le mois de mai, la sécrétion cessa à peu près complètement.

Toutefois, au mois d'octobre 1888, Mme X..., m'envoya encore un fragment de la même sécrétion blanche, dont elle attribuait la provenance à un petit bouton qu'elle avait à la surface profonde et pharyngienne de la langue. Ce fragment en tout semblable aux précédents, examiné au microscope, se trouve être constitué par un feutrage serré de leptothrix, mélangé de granulations et de débris épithéliaux. Je n'avais pas songé à regarder au microscope les grumeaux tombés précédemment des lacunes amygdaliennes, mais à l'œil nu ils ne différaient en rien de celui-ci.

A l'heure qu'il est, les amygdales de Mme X... sont d'un très petit volume, on les voit à peine en examinant le pharynx au moyen de l'abaisse-langue.

REMARQUE. — Nous trouvons, dans cette observation intitulée : *concrétions caséeuses de l'amygdale*, un type parfait de l'affection qui fait le sujet de notre travail.

Les lésions locales, les symptômes locaux et géné-raux le montrent, les bons effets d'un traitement très analogue à celui que nous avons employé, tout est identique.

Sur un point seulement nous ne sommes pas d'accord avec l'auteur, le voici.

Le Dr Gautier rapproche son cas des observation de pharyngomycose, publiées par Jacobson et d'autres. Or la pharyngomycose présente des lésions et des symptômes bien différents, ainsi que nous l'indiquons au diagnostic et dans l'observation XLV. Ainsi, une particularité de la pharyngomycose est l'absence d'odeur fétide des produits blancs, et la dissémination irrégulière de ces produits. Or dans le cas de Gautier, il y avait une odeur très fétide et les lésions étaient limitées aux amygdales ; car c'est la malade elle-même qui a cru voir qu'une fois ces produits venaient de la base de la langue ; l'observateur ne l'a pas lui-même constaté ni cette fois-ci, ni dans ses examens antérieurs. Le fait de la présence de leptothrix n'infirme par notre manière de voir, car même dans les concrétions simples on en rencontre, comme du reste dans tous les enduits buccaux.

OBSERVATION XLVII. — *Traitement des maladies de la gorge et du larynx* par le Dr C. MICHEL (de Cologne), trad. par CALMETTES.

Un jeune lieutenant d'artillerie me consulte pour un enrouement qu'il disait avoir contracté en commandant à haute voix. Il avait eu souvent des maux de gorge.

L'examen révéla une hypertrophie des amygdales, principalement de la gauche qui était *soudée à l'arc palatin postérieur;*

elle faisait donc obstacle à la mobilité du voile, quand il s'élevait. Grosses granulations sur la paroi postérieure, et sur les côtés, petites tumeurs ayant la forme d'un haricot.

Pendant l'intonation, le miroir montrait la glotte incomplètement fermée ; tout le larynx agité d'un tremblement, les cordes s'efforçaient de maintenir leur position et leur tension, mais leur force diminuait graduellement, elles s'élargissaient et s'amincissaient tour à tour. Par suite, le son était vacillant, troublé, faible avec déperdition d'air.

Le lendemain de la diminution des amygdales au galvano-cautère, avec section des adhérences, le son était clair, vigoureux et le miroir montrait une position normale des cordes.

OBSERVATION. — *Amygdalite lacunaire traitée par l'igni-puncture. Abcès consécutif. Discission.* Clinique LUBET-BARBON et MARTIN (**1064**).

Cl..., Antoine, 30 ans, cocher, se plaint depuis plusieurs années de picotements dans la gorge, d'*une gêne pour avaler la salive*, qu'il attribue à ce qu'il est souvent exposé à l'air du fait de sa profession.

Il y a six mois, on lui a fait (en ville) sur ses amygdales, qui étaient légèrement saillantes, plusieurs cautérisations au galvano-cautère. Il fut soulagé passagèrement et les amygdales diminuèrent de volume.

Nous le voyons le 19 février, et il accuse de nouveau une véritable gêne du côté droit pour avaler la salive.

Odeur très fétide de la bouche.

Amygdales effacées, petites, pâles, légèrement opalines par places, orifices cryptiques très peu nombreux et très étroits.

A droite : le crochet pénètre difficilement par un orifice étroit, dans une cavité plus large, d'où l'on voit s'écouler une certaine quantité de pus véritable, fluide, phlegmoneux.

Nous parvenons avec peine à élargir l'orifice car le tissu est excessivement dur, cicatriciel.

Aussitôt après, le malade accuse un soulagement très marqué.

A gauche : l'amygdale a le même aspect, également sclérosée, et en fouillant dans les orifices, on en fait sortir un peu de pus, mais beaucoup moins qu'à droite.

Remarque. — C'est au moment de mettre sous presse que nous avons pu recueillir cette observation fort intéressante, car elle vient à l'appui de l'opinion que nous avons émise plus haut, à savoir que l'ignipuncture transforme l'amygdale en tissu cicatriciel, provoque ainsi le rétrécissement des orifices et consécutivement la rétention des produits sécrétés. Et dans le cas particulier, il en est résulté la formation d'un véritable abcès.

CONCLUSIONS

I. — Il nous paraît légitime de décrire à part l'amygdalite lacunaire chronique.

II. — Comme traitement, nous repoussons l'amygdalotomie et l'ignipuncture.

III. — Nous proposons à leur place la discission des amygdales.

www.ingramcontent.com/pod-product-compliance
Ingram Content Group UK Ltd.
Pitfield, Milton Keynes, MK11 3LW, UK
UKHW020001080726
13614UKWH00003B/1241